Docteur Cyprien ALVERNHE

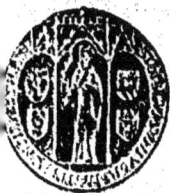

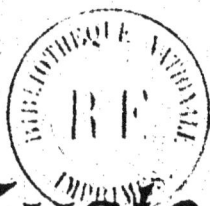

Des

Kystes Hydatiques

Osseux crâniens

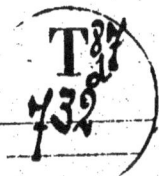

MONTPELLIER

G. FIRMIN, MONTANE ET SICARDI

DES

KYSTES HYDATIQUES

OSSEUX CRANIENS

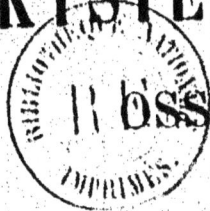

PAR

Cyprien ALVERNHE

DOCTEUR EN MÉDECINE

MONTPELLIER

IMPRIMERIE Gustave FIRMIN, MONTANE et SICARDI

Rue Ferdinand-Fabre et Quai du Verdanson

—

1903

Je dédie ce modeste travail à tous ceux qui par leur amitié, leur dévouement et les services qu'ils m'ont rendus, ont droit à ma reconnaissance.

C. ALVERNHE.

INTRODUCTION

Nous avons eu l'occasion d'observer récemment un cas très curieux de kyste hydatique osseux crânien, dans le service de notre distingué maître M. le professeur Forgue, qui nous a invité à en faire le sujet de notre thèse.

Ce travail nous a paru devoir être très intéressant à cause de l'extrême rareté de cette lésion, de la difficulté de son diagnostic et de l'importance d'un traitement approprié.

Les lésions produites sur les os du crâne par le tœnia échinocoque à sa période vésiculeuse sont, par leur peu de fréquence, de vraies curiosités pathologiques. Les auteurs n'en rapportent que 4 observations, que nous transcrivons à la fin de ce travail. Trois fois le kyste s'est développé dans le sinus frontal. L'hydatide s'est primitivement logée dans la muqueuse et non dans le tissu osseux. De ce fait, ces trois cas ne doivent pas être considérés comme des kystes des os. Cependant, la plupart des auteurs ayant écrit sur ce sujet les rangent dans cette catégorie en faisant quelques réserves. Si nous les étudions dans notre travail, c'est plutôt pour les éliminer. Un seul cas, celui de Guesnard, est réellement un kyste osseux développé primitivement dans le corps du sphénoïde. De telle sorte qu'à l'heure actuelle, il n'existe que deux observations incontestables de cette intéressante lésion: celle de Guesnard et la nôtre

Notre travail repose sur l'étude analytique des observations précitées. Après avoir donné quelques notions générales sur le tœnia échinocoque et les kystes hydatiques en général résumant les connaissances actuelles, nous faisons un historique rapide des travaux peu nombreux publiés sur les kystes hydatiques osseux. Nous étudions ensuite leur étiologie, leurs caractères anatomo-pathologiques, leurs symptômes cliniques, leur diagnostic, le pronostic qu'ils comportent et le traitement qu'il faut leur appliquer.

C'est à M. le professeur Forgue que nous sommes redevable du sujet de ce travail. Nous le prions d'accepter tous nos remerciements pour les savants conseils qu'il nous a donnés et pour l'honneur qu'il nous fait d'accepter la présidence de notre thèse.

Nous remercions également tous les professeurs de la Faculté pour le zèle qu'ils ont mis à nous instruire.

DES

KYSTES HYDATIQUES

OSSEUX CRANIENS

NOTIONS GÉNÉRALES SUR LE TŒNIA
ÉCHINOCOQUE ET LES KYSTES HYDATIQUES

Les kystes hydatiques résultent de la présence de l'embryon du tœnia échinocoque ou tœnia nana, dans les tissus.

Ce parasite est un petit ver rubané qui n'atteint pas un centimètre de long. Il vit à l'état parfait dans l'intestin du chien. Très commun en Islande, où, d'après Krabbe, on le rencontre chez 28 0/0 des chiens, il est bien moins fréquent en France. Cependant, Moniez prétend qu'à Lyon, 7,1 0/0 des chiens en sont infestés. Il présente une tête ou scolex très petite, munie de quatre ventouses et d'une double couronne de crochets, au nombre de 44 au plus. Il se compose de trois ou quatre anneaux dont le dernier est ovigère. Celui-ci se détache au moment de sa maturité et se trouve rejeté avec les excréments du chien. Les œufs qu'il renferme (de 200 à 500) peuvent être

entraînés dans les eaux potables ou arriver au contact
des plantes potagères et être ingérés par l'homme. Dans
l'estomac, la coque de l'œuf, qui est épaisse et résistante,
se dissout sous l'influence du suc gastrique et le parasite
embryonnaire est mis en liberté.

Celui-ci est formé d'une masse homogène, finement
granuleuse, à la surface de laquelle on distingue nettement, après l'avoir traitée par la potasse caustique, six
petits crochets ; d'où son nom d'*embryon exacanthe*.
Grâce à ces crochets, il peut perforer la muqueuse intestinale, pénétrer dans les vaisseaux sanguins et, emporté
dans le courant circulatoire, aller se fixer dans un point
variable de l'organisme, où il se trouve arrêté par une
cause difficile à expliquer. Il perd alors ses crochets, et
sa partie postérieure donne naissance à une vésicule
séreuse dans laquelle il s'invagine et qui devient l'origine
du kyste.

Leuckart, le premier, a étudié, par des expériences sur
des cochons de lait qu'il infestait en leur faisant absorber
des anneaux ovigères de tœnia échinocoque, le développement des hydatides. Leur évolution est aujourd'hui
parfaitement connue.

Le kyste ne tarde pas à être constitué par la formation
d'une membrane particulière, dite membrane hydatique,
qui lui sert à proliférer. Si cette prolifération se fait par
sa face interne, on observe la formation de *vésicules
filles endogènes ;* si, au contraire, elle se fait par sa face
externe, on a des *vésicules filles exogènes.* La première
formation donne naissance aux *kystes uniloculaires,* la
seconde produit les *kystes multiloculaires.*

Le *kyste uniloculaire* se trouve constitué par une cap-
sule d'aspect gélatineux, qui ressemble à du blanc d'œuf
cuit. Découpée en fragments, elle se recroqueville, s'en-

roule à l'intérieur. Elle est stratifiée, composée d'une série de couches superposées comme les feuillets d'un livre. Le microscope ne peut y déceler aucun élément anatomique ; c'est une membrane anhiste, qu'on appelle *membrane propre*. Sur la face externe de cette enveloppe, le tissu conjonctif de l'organe où l'hydatide est logée réagit (exception est faite pour le tissu osseux qui ne réagit pas, sauf la moelle), et il se forme autour de la membrane propre une couche fibreuse vasculaire : c'est la *membrane adventice*. Sur sa face interne, au contraire, on voit une infinité de granulations dont l'ensemble forme la *couche germinative*. Ce sont des scolex ou têtes d'échinocoques, qui présentent quatre ventouses et une double rangée d'une trentaine de crochets. Leur développement donne naissance aux hydatides filles.

Le kyste multiloculaire est constitué d'une façon tout à fait identique, avec cette seule différence que les vésicules filles se développent en dehors de l'hydatide mère au lieu de se développer à son intérieur. C'est la variété de kyste la plus fréquente dans le système osseux. Considéré autrefois comme un cancer, Wirchow a démontré sa véritable nature. Quelques auteurs pensent qu'il dérive d'une autre espèce de tœnia, mais sans preuves suffisantes.

Le kyste, qu'il soit uniloculaire ou multiloculaire, contient un liquide limpide, incolore, que l'on a comparé à de *l'eau de roche*. Ce liquide ne contient pas d'albumine tant que l'hydatide est vivante et s'en charge après sa mort. Il contient de l'acide succinique, qui se colore en brun par le perchlorure de fer. Mourson et Schlagdenhauffen y ont signalé la présence de leucomaïnes, résultant, d'après eux, des déchets nutritifs de l'hydatide. On y trouve en suspension des crochets d'échinocoque.

L'évolution du kyste peut se faire de différentes façons. Il peut s'accroître dans de très grandes proportions. D'autres fois, les hydatides meurent. Le liquide devient albumineux, puis se résorbe en partie, ne laissant qu'une masse boueuse, analogue à du mastic de vitrier et susceptible même de se calcifier. Le contenu du kyste peut aussi suppurer. Chauffard et Widal ont récemment étudié les causes de cette suppuration. Normalement, le liquide kystique est aseptique, quoique étant un milieu très favorable au développement des microbes. Cela tient à l'imperméabilité de la membrane hydatique. Comme un dyaliseur parfait, elle laisse passer les substances cristalloïdes et colloïdes et les produits solubles d'origine microbienne, mais s'oppose absolument au passage des microbes. On ne peut expliquer l'infection de la cavité kystique que par le fendillement de sa paroi permettant l'accès des microbes, le fendillement étant lui-même produit par une périkystite (Dupré).

HISTORIQUE

Longtemps on ignora la vraie nature des kystes hydatiques des os.

D'après Dezeimeris, les premiers chirurgiens qui auraient fait mention de cette affection seraient des Hollandais : Van Wy et Van der Haar. Le premier l'aurait décrite très nettement, le second se serait borné à quelques considérations générales sans rapporter de nouvelles observations.

Le premier fait de kyste hydatique osseux qui présente un caractère d'authenticité, est dû à Cullerier. Ce chirurgien, en l'an IX, ouvrit au moyen de la potasse caustique une tumeur de laquelle il sortit une matière épaisse, gluante, d'une couleur lie de vin et à peu près inodore. Trois jours après, on cautérisa au fer rouge le fond du foyer osseux, et le lendemain, lorsqu'on retira la portion d'os brûlée, on vit qu'elle recouvrait une cavité d'où sortit du pus grumeleux et de petits corps à demi arrondis, de 3 à 4 lignes de diamètre, composés d'une membrane blanc terne et remplis à moitié de sérosité. Un d'eux, de plus d'un pouce de diamètre, en contenait plusieurs autres. « Ces corps étaient des hydatides de l'espèce de celles qui ont été désignées par M. Laënnec sous le nom d'acéphalocystes. »

Les premières observations qui paraissent après celle de Cullerier sont celles de Keate en 1819, celle de Langenbeck en 1820, que nous rapportons d'ns ce travail et qui ouvrent la peu riche série de cas de kystes hydatiques osseux crâniens (si on veut bien les considérer comme kystes osseux).

Un peu plus tard, en 1836, parut l'observation de Guesnard. C'est le premier kyste hydatique osseux crânien incontestable, quoique ayant été contesté.

En 1838, paraît à Montpellier, la thèse d'Escarraguel sur les hydatides du tissu osseux. Pauvre en documents, elle ne reproduit que trois cas, parmi lesquels celui de Guesnard, où la lésion siège sur un os crânien, les deux autres observations relatant des faits de kystes localisés dans d'autres parties du squelette.

Bérard, en 1850, écrit un article sur les kystes hydatiques des os, dans le Dictionnaire en 30 volumes. Il en fait une description clinique parfaite.

A partir de cette époque, le nombre des observations s'accroît peu à peu ; mais il faut arriver en 1872, pour trouver un nouveau cas de kyste hydatique crânien dont la nature primitivement osseuse est encore contestée. C'est le cas de Verdalle, qui représente un kyste muqueux du sinus frontal.

Davaine, en 1875, dans son Traité des entozoaires et des maladies vermineuses de l'homme et des animaux, donne la première statistique de quelque valeur. Il rapporte 20 observations de kystes hydatiques osseux. Dans ce nombre se trouvent compris quatre de nos cas : ceux de Keate, Langenbeck, Guesnard, Verdalle.

Depuis lors, plusieurs auteurs ont consacré des études aux kystes hydatiques osseux. Heydenrich publie, en 1882, dans le Dictionnaire encyclopédique des sciences

médicales, un important article (art. Os) sur cette affection. En 1886, Gangolphe, dans sa thèse d'agrégation, en
fait une étude très détaillée et très approfondie ; mais
aucun d'eux n'apporte de nouveaux faits de kyste hydatique osseux cranien. Il faut arriver à notre observation
pour observer un cas nouveau.

ANATOMIE ET PHYSIOLOGIE PATHOLOGIQUE

On admet généralement que les kystes osseux sont primitifs, c'est-à-dire qu'ils se trouvent directement implantés dans les os et qu'ils ne les envahissent pas secondairement en venant des parties molles avoisinantes. Les kystes qui avoisinent les os n'agissent sur eux que d'une façon indirecte, en les refoulant, les détruisant à la manière des tumeurs anévrysmatiques.

Ces considérations nous amènent à rejeter comme kystes primitivement osseux ceux signalés dans les observations de Keate, Langenbeck et Verdalle, où l'hydatide s'était implantée dans la muqueuse du sinus frontal et n'avait lésé l'os que par expansion. Dans ces trois cas, le kyste était uniloculaire, ce qui prouve encore son origine muqueuse. On n'a, en effet, jamais rencontré cette variété de kyste dans les os plats. On y trouve toujours la variété du multiloculaire. Dans l'observation de Langenbeck, nous voyons qu'après la trépanation de la table externe du frontal et l'ouverture du sinus, « il s'écoula une humeur lymphatique, claire et visqueuse, et l'on vit une vessie, à parois brillantes, qui remplissait tout le sinus et d'où s'écoulait une humeur lymphatique, car elle avait été déchirée lors de l'ouverture de la cavité osseuse ; l'hydatide fut saisie avec des pinces et arrachée par lambeaux. La cavité avait trois pouces de diamètre dans un sens et trois pouces et demi dans un autre sens ; on reconnaissait facilement avec le doigt la paroi postérieure du sinus frontal, la paroi antérieure était très spongieuse et mince».

Il est très probable que, dans l'observation de Verdalle, il s'agissait aussi d'un kyste uniloculaire. Toutefois la suppuration de la poche, qui s'était ouverte spontanément longtemps avant l'opération faite par M. le professeur Denucé, avait modifié profondément l'aspect des lésions. La face interne de la cavité était transformée en une membrane bourgeonnante et ne rappelait en rien les vésicules claires, minces, transparentes, signalées par Langenbeck et Keate.

Dans ces trois cas, le kyste a écarté, aminci, même détruit les parois du sinus frontal. Nulle part il n'a donné lieu à un envahissement intra-osseux. La surface interne de la cavité était raboteuse, plus ou moins irrégulière ; il n'y avait pas de séquestre.

Un kyste dermoïde aurait déterminé des lésions semblables.

En eût-il été de même si l'embryon exacanthe, au lieu de se localiser dans le sinus, s'était développé dans un point quelconque du diploë frontal ? Ce qui se passe dans les autres os plats nous permet de le nier.

Comme kystes hydatiques crâniens primitivement osseux et multiloculaires, nous ne restons donc en présence que de deux cas indiscutables : celui de Guesnard et le nôtre. Heinecke récuse bien celui de Guesnard, prétextant que c'est là un kyste développé entre l'os et la dure-mère ; mais ce motif n'est pas valable, car la dure-mère n'est autre chose que le périoste interne du crâne.

Les lésions dans ce cas siégeaient dans le corps du sphénoïde. Gros comme un œuf de poule, le kyste envoyait un prolongement dans la cavité orbitaire et soulevait l'extrémité antérieure de la tente du cervelet pour pénétrer dans un enfoncement creusé au-dessus de la fosse pituitaire, dans le corps même du sphénoïde. Ce kyste se trouvait accolé à une vésicule de même nature, de la grosseur d'une noix, placée dans le foyer pituitaire. Il en existait d'autres, du volume d'une lentille, placées dans de petites excavations osseuses que présentait le corps du sphénoïde. D'autres vésicules miliaires existaient plus profondément et furent prises avec des pinces ; elles étaient contenues dans les aréoles du tissu osseux, au nombre de 20 environ.

C'est à juste titre que ce cas est considéré comme un cas type de kyste multiloculaire. Chez notre malade la lésion siégeait dans l'os temporal gauche. C'était évidemment un kyste multiloculaire. Au moment de l'opération, on n'a ramené sur la curette qu'une seule petite vésicule ; mais les commémoratifs nous font connaître que d'autres vésicules étaient sorties antérieurement.

Les kystes hydatiques osseux crâniens sont donc multiloculaires. Constitués au début par une infiltration d'hydatides dans les aréoles du tissu spongieux, ils offrent plus tard des cavités plus ou moins volumineuses renfermant un liquide puriforme, des séquestres et des vésicules hydatiques. En raison de la confluence des vésicules, la circulation est obstruée, la vitalité du tissu est compromise à tel point qu'il en résulte la fonte des parties les plus centrales. La substance spongieuse est complètement détruite, il ne reste plus que la table interne et externe de l'os, qui, distendues, refoulées, finissent par se perforer l'une ou l'autre.

On voit que l'hydatide agit de deux façons pour produire les lésions osseuses : 1° par action ischémique ;

2° par action mécanique ; souvent par les deux actions réunies. Dans le cas de tumeur uniloculaire, c'est par l'expansion que se produit la lésion osseuse. La vésicule mère, se dilatant progressivement, fait éclater l'enveloppe qui l'enserre. Il en est de même pour les kystes multiloculaires.

Dans le tissu spongieux, non seulement les vésicules agissent par leur expansion, mais aussi en déterminant une ischémie plus ou moins complète de tout un territoire. C'est en supprimant l'arrivée du sang, liquide nourricier, qu'elles finissent par isoler des fragments osseux et en déterminent la nécrose, avec formation de cavités purulentes. Cette production de liquide purulent, par son accumulation, tend lui aussi à la destruction de l'os.

« En résumé, le tissu compact, table externe ou interne de l'os, est détruit par expansion ; le diploë, tissu spongieux, est détruit par nécrose ischémique. » (Gangolphe.)

Mais, qu'il y ait expansion ou infiltration, l'os ne se défend pas et succombe infailliblement. « Tandis que les irritants variés (accidentels ou pathologiques) agissant sur le tissu osseux, éveillent ses propriétés néoformatives, suscitent du côté du périoste des édifications osseuses souvent considérables, ici l'on n'observe rien de semblable. La surface extérieure d'un os qui renferme dans son épaisseur des hydatides est absolument régulière, lisse, dépourvue de végétations ostéophytiques.

» Le même défaut de réaction se rencontre dans le périoste, le tissu spongieux et le tissu compact. » (Gangolphe.)

Les lésions des parties voisines varient avec la situation du kyste et suivant que l'expansion se fait vers l'intérieur ou vers l'extérieur.

Dans le cas de Guesnard, le cerveau est tout simple-

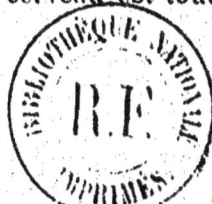

2

ment comprimé. « La substance cérébrale n'est ramollie dans aucun point ; sa consistance, sa couleur sont normales ; l'hémisphère droit est remarquable par la compression qu'il a éprouvée ; fortement excavé à sa base et sur les côtés du lobe moyen, ses circonvolutions ont en partie disparu. Le plancher du ventricule latéral droit s'élève un pouce plus haut que celui du côté opposé. La couche optique et les corps striés sont légèrement aplatis. Aucun liquide n'existe dans les cavités du cerveau. »

Dans notre cas, on observe seulement la persistance d'une fistule ouverte du côté de la peau et siégeant en arrière de l'oreille. L'hydatide s'est développée dans la portion mastoïdienne du temporal gauche. La table externe de cet os est en grande partie détruite par des fongosités et très friable. La lame interne est perforée et la paroi du sinus latéral est visible dans l'angle antérieur de cette perforation. La lésion ressemble donc parfaitement à une carie simple de l'os.

ÉTIOLOGIE ET PATHOGÉNIE

Autrefois, on considérait les kystes hydatiques comme dépendant d'un grand nombre de causes : climat, humidité, privation de lumière, poussières, prédispositions individuelles.

Escarraguel, dans sa thèse sur les kystes hydatiques osseux, se rattache à l'hypothèse de la génération spontanée : « Alors, dit-il, leur engendrement deviendra facile à expliquer par le mariage de deux agents bien connus : un agent matériel constitué par les éléments organiques, et un agent vital, sous l'influence duquel la matière organique prend une forme déterminée et constitue un nouvel individu. »

Un élément étiologique que tous les auteurs ont admis, c'est le traumatisme. Follin disait déjà : « La cause n'étant pas connue, on l'a attribuée, dans quelques cas, à des violences extérieures, et quelque étrange que paraisse cette origine, il faut avouer qu'il y a, dans certaines circonstances, un rapport frappant entre une violence extérieure et le développement de la maladie. » Cruveilhier voulait que le traumatisme créât de toutes pièces la tumeur. Davaine, Verneuil croient à son influence. Danlos, dans une thèse sur l'influence du traumatisme accidentel, considéré comme cause occasionnelle des kystes hydatiques en général, conclut : « Très souvent, les kystes hydatiques ont été précédés d'un traumatisme de la région où ils se sont développés. Ces faits sont nombreux, trop généraux pour ne pas indiquer un rapport de causalité. Admettant que les kystes hydatiques proviennent toujours d'un œuf, nous ne pouvons accorder aux influences extérieures d'autre rôle que celui d'en favoriser la fixation et le développement, soit par une rupture vasculaire, soit plutôt par fluxion traumatique. »

Des recherches furent faites en 1843 par le professeur Klencke, de Brunswich, au moyen de l'expérimentation. Mais ses expériences ne sont pas concluantes. Klencke ne se plaçait pas, en effet, dans des conditions analogues à ce qui se passe naturellement. Au lieu de vésicules hydatiques toutes formées, il aurait dû injecter aux animaux qu'il traumatisait ensuite des embryons exacanthes. Ceux-ci sont pourvus de moyens de progression que n'ont pas les vésicules, masses inertes. Au lieu de choisir comme voie d'introduction une veine, il aurait dû les faire pénétrer par la voie digestive.

Ces expériences n'ont pas été reprises.

La clinique, bien plus que les expériences, avec ses observations, où figure souvent un traumatisme antérieur, nous oblige à en faire un élément étiologique de quelque importance. Cependant, sur 50 cas de kystes hydatiques rapportés dans la thèse d'agrégation de Gangolphe, 12 fois seulement la maladie a paru produite par des causes traumatiques.

Dans nos observations de kystes hydatiques osseux craniens, le traumatisme n'est noté qu'une seule fois. La localisation de l'hydatide dans les os du crâne tient à une autre cause que nous ignorons complètement.

L'âge et le sexe ne paraissent pas avoir une grande influence sur le développement du kyste.

Toutefois, les observations de kystes hydatiques osseux craniens ne se sont rencontrées que chez des sujets jeunes. Le malade de Guesnard n'avait que 7 ans ; celui de Keate, 18 ; celui de Langenbeck, 17 ; celui de Verdalle, 18 ; le nôtre, 27.

Il semble que cette affection atteigne de préférence des sujets actifs et vigoureux ayant une bonne santé générale.

Les régions n'ont aucune influence. En effet, en Islande, en Angleterre, où les cas de kystes hydatiques abondent au point que Leared prétend qu'à Londres 1/5 des habitants en est atteint, aucun auteur ne rapporte des cas de kystes hydatics osseux craniens.

Aujourd'hui, le seul élément étiologique important, c'est l'infection. Les kystes hydatiques sont le résultat de la pénétration dans l'organisme de l'homme ou des ruminants des œufs du tœnia rejetés avec leurs excréments par les chiens infestés de ce parasite.

La transmission du chien à l'homme peut être directe ; mais le plus souvent elle se fait par les eaux de boisson contaminées par les déjections, par les légumes arrosés avec des eaux souillées, par les objets de vaisselle que le chien a nettoyés de sa langue. L'air lui-même peut charrier les œufs du tœnia.

Comment l'ingestion de ces œufs peut-elle déterminer, dans une région aussi éloignée que les os du crâne, des tumeurs hydatiques ? On ne se l'explique pas facilement. En effet, les points d'arrêt possibles sont nombreux depuis le point de départ jusqu'au lieu d'arrivée. De l'intestin, l'embryon exacanthe passe dans les vaisseaux mésentériques et arrive au foie. C'est là que, d'après les statistiques, il colonise le plus souvent. Que cet obstacle soit franchi et l'embryon arrive, par la voie de la veine cave inférieure, dans l'oreillette droite, d'où il est lancé dans le poumon, organe le plus souvent atteint après le foie. Si le réseau pulmonaire est traversé sans arrêt, l'embryon passe dans la circulation générale et, si le hasard des embranchements artériels le jette dans l'une des carotides, il peut aller s'échouer soit dans le cerveau, soit dans les muscles de la face, soit dans les os du crâne. Le diploë des os craniens est très vasculaire ; on y trouve des capillaires très larges ; la lenteur du courant sanguin qui résulte de ce fait permet et favorise la localisation de l'embryon exacanthe en ce point.

SYMPTOMATOLOGIE

Au début, la maladie hydatique des os est absolument latente et elle ne se révèle à l'extérieur par aucun signe. Plus tard, les vésicules distendent et font éclater l'os. Alors des désordres profonds se révèlent, mais la nature intime de la lésion n'est reconnue que par la découverte d'une vésicule ou par l'examen du liquide recueilli, dans lequel on peut trouver des crochets d'échinocoque.

Donc, tout d'abord, on observe un *état latent prolongé*. La durée de cette période ne peut être fixée. Elle peut être très longue. Le fait de Keate montre que le kyste durait depuis 3 ans sans présenter de tendance à l'accroissement. Dans l'observation de Guesnard, le petit malade ne présentait aucun symptôme de maladie quand tout à coup on voit se produire une chute de la paupière supérieure droite sur le globe oculaire. Douze jours après, frissons, céphalalgie, vomissements. Ceci indique que la lésion évoluait depuis longtemps insidieusement et ne s'est révélée qu'au moment où, par son développement, elle a produit une compression suffisante des organes intracrâniens.

Le développement de la tumeur s'accompagne d'*indolence*. Il n'est pas d'affection osseuse qui soit aussi peu douloureuse, du moins tant que des complications ne s'y sont pas venues ajouter. Tant que la lésion occupe le centre de l'os, on n'observe aucun symptôme douloureux. La compression du cerveau même, qui se produit d'une façon lente et progressive, passe longtemps inaperçue. Les os se boursouflent jusqu'à l'éclatement sans faire souffrir le malade. C'est ainsi que, dans notre observation, la patiente voit se former peu à peu, en arrière de son oreille, une tumeur assez volumineuse, sans en éprouver aucune douleur. Il n'y a aucun symptôme inflammatoire, la peau a sa couleur normale. Ce n'est qu'un an après son début apparent, qu'on l'ouvre, plutôt pour parer à une difformité que pour soulager le malade.

Cette affection est donc caractérisée au début par une absence complète de symptômes subjectifs. Le seul symptôme objectif à cette même période est la présence d'une *tuméfaction osseuse*. C'est même là le premier symptôme qui attire l'attention. C'est le cas pour toutes les observations que nous rapportons, sauf pour celle de Guesnard, où la tuméfaction, se faisant vers l'intérieur, n'était pas perceptible à la vue, ni au toucher. Cette tuméfaction est généralement arrondie, limitée, peut offrir une consistance dure, éburnée (fait de Keate). Plus souvent, il y a une dépressibilité évidente, accompagnée quelquefois d'une crépitation parcheminée. Si la coque osseuse a cédé sur un point, on peut percevoir par la palpation une perforation limitée par un rebord osseux. Dans les cas plus avancés, par suite de la prolifération hydatique et aussi de la formation de cavités pleines de liquide puriforme, des collections plus ou moins volumineuses se forment, véritables abcès ossifluents qui finissent par se fistuliser. Le malade de Verdalle présentait une tumeur assez volumineuse au niveau du sinus frontal. Molle et fistuleuse, elle présentait non seulement une fluctuation profonde, mais une autre sensation plus importante et tout aussi nette : la tumeur était animée de *battements parfaitement isochrones avec les pulsations des artères*. Il existait, en outre, des mouvements correspondant au rythme respiratoire. Le doigt percevait, à peu près au point correspondant à l'orifice de la fistule, un enfoncement circulaire creusé dans l'épaisseur du frontal.

La consistance était telle, dans le fait de Keate, que l'on fut obligé de scier la partie acuminée de la tumeur. Preuve évidente que le kyste avait effectué son développement hors de l'os.

Dans le cas de Langenbeck, le phénomène de la dépressibilité apparaissait nettement. La tumeur se déprimait sous l'impulsion du doigt, « comme le couvercle d'une boîte de fer-blanc ».

Dans ces observations, à une période avancée de la maladie, on constate l'abolition de la vue, le déplacement du globe oculaire, des vertiges, de violents maux de tête.

Dans le cas de Guesnard, il y avait de la céphalalgie, une cécité unilatérale, de la blépharoptose du même côté ; l'œil amaurotique n'était pas dévié, possédait tous ses mouvements. La sensibilité générale de l'organe visuel était intacte.

Chez notre malade, quand elle est entrée à l'hôpital, c'est-à-dire longtemps après le début de la maladie, il n'y avait pas de symptômes subjectifs ; on constatait la simple présence d'un orifice fistuleux, par lequel se produisait un écoulement continu de pus.

Quant au frémissement hydatique que les auteurs donnent comme un très bon signe de kyste hydatique, mais qui manque très souvent dans n'importe quelle variété de kyste, on ne l'a jamais rencontré dans les kystes des os du crâne.

DIAGNOSTIC

Le diagnostic de kyste hydatique osseux est très difficile. Les observations en font foi. Les erreurs sont fréquentes. Keate crut à une exostose du frontal. Le plus
souvent, ce n'est qu'au cours de l'autopsie ou de l'opération que la rencontre d'une vésicule a permis d'établir la
nature de la tumeur.

C'est avec *l'ostéite tuberculeuse* que l'on peut confon-
dre le plus aisément les kystes hydatiques osseux.

L'apparition de collections volumineuses indolentes,
froides, provenant du foyer parasitaire, rappelle complètement la période des abcès dans les cas de tuberculose
osseuse. En raison même de la rareté excessive de l'affection que nous étudions, il est indiqué de ne pas s'attacher
à ce diagnostic. Il faut avoir fait une ponction pour être
certain de la présence des hydatides et rejeter l'idée de
carie.

L'erreur est impossible à éviter si les sujets présentent
à la fois, sur divers points de l'organisme, des manifesta-
tions tuberculeuses et des hydatides.

On peut penser à une *production sarcomateuse*. Celle-
ci, en effet, présente souvent une fluctuation plus ou moins

nette, une dépressibilité accompagnée de crépitation parcheminée.

Toutefois, si l'on tient compte de la lenteur du développement des kystes hydatiques, de leur indolence, de leur fluctuation souvent très nette, on écartera l'idée de néoplasie sarcomateuse.

Certains *kystes séreux* des os peuvent se prêter particulièrement à la confusion.

Dans ce cas, on établira son diagnostic et on éliminera les kystes hydatiques sur l'absence évidente d'hydatides, sur l'aspect uniloculaire de la lésion.

L'*ostéite gommeuse* est généralement précédée de douleurs ostéocopes caractéristiques. Il y a production d'exostoses. L'interrogatoire et l'examen minutieux du sujet permettront de retrouver la preuve de l'infection syphilitique. Le traitement spécifique, par son efficacité, tranchera le diagnostic.

Ce n'est qu'au début ou dans les cas particuliers tels que celui de Keate, où la tumeur avait une consistance éburnée, qu'on peut prendre un kyste hydatique pour une exostose. Celle-ci n'est jamais dépressible et fluctuante.

Dans les cas de tumeurs hydatiques se développant du côté du cerveau, le diagnostic réel est impossible. On constate des phénomènes de compression, mais on ne peut caractériser la nature de l'agent compressif. Ce n'est souvent qu'à l'autopsie, comme dans le cas de Guesnard, que l'on constate la nature de la lésion.

Le seul signe clinique pathognomonique, c'est la constatation, *de visu*, de la présence des vésicules hydatiques. La ponction et l'incision exploratrice permettent seules de reconnaître d'une façon indubitable la nature véritable de la tumeur. Il faut donc, de toute nécessité, recourir à ces opérations pour établir le diagnostic de kystes hydatiques des os du crâne.

Dans notre observation, le diagnostic ne put être fait que par la découverte d'une vésicule hydatique au cours de l'opération.

———

PRONOSTIC

Les kystes hydatiques des os du crâne sont très graves. Leur gravité tient à leur marche progressive, sans aucune tendance à la guérison et à leur localisation au voisinage du cerveau.

Cependant, parmi les cas observés, on n'a jamais vu la mort être occasionnée par la lésion. Toutefois, il est à présumer que si le malade de Guesnard n'avait pas été enlevé par la variole, il aurait succombé victime de sa tumeur. Notre malade courait les mêmes risques, à une échéance plus ou moins éloignée. On comprend, en effet, que la compression du cerveau par le développement progressif du kyste ne peut se prolonger indéfiniment. D'autre part, l'infection du foyer et le voisinage des vaisseaux cérébraux et des méninges sont des conditions qui, tôt ou tard, doivent aboutir à une embolie ou à une méningite fatales.

A l'heure actuelle, avec les secours de l'antisepsie et à condition que le kyste soit accessible, le pronostic est moins grave.

Mais il faut recourir à un traitement énergique, car l'affection ne rétrocède pas d'elle-même.

TRAITEMENT

Escarraguel, dans sa thèse sur les hydatides du tissu osseux, au chapitre du traitement, énumère différents médicaments internes : le chlorure de sodium, l'huile empyreumatique, le pétrole ; « mais comme les autres (dit-il, à propos de ce dernier), dans la maladie qui nous occupe, il a une puissance bien secondaire lorsque le mal a déjà commencé sa période d'évidence ».

A propos des kystes développés dans le sinus frontal, le même auteur a formulé leur traitement d'une manière pittoresque : « Sur les dunes qui servent de digues à l'océan, nous avons appris des bergers que lorsque leurs moutons présentaient des cas d'hydatides des os du crâne et que ces derniers, usés, amincis, bombaient en tumeur, ils brisaient tranquillement cette portion de la boîte épicranienne, vidaient les hydatides, et par cette opération guérissaient leurs animaux.

» Pourquoi, dans des circonstances semblables, ne les imiterions-nous pas ?

» L'homme a une organisation aussi plastique que les autres, je pense. Et les connaissances chirurgicales donnent bien au médecin une chance de plus. »

Les remarques d'Escarraguel sont absolument justes.

Les remèdes internes n'ont aucune efficacité. Il n'y a qu'un seul mode de traitement qui soit rationnel : c'est l'ouverture de la cavité avec éradication aussi complète que possible du foyer parasitaire, ou bien l'ablation complète de la portion d'os atteinte. La marche constamment progressive de l'affection commande l'intervention. Pour bien réussir, il est bon d'opérer de bonne heure et d'opérer largement. Ce dernier précepte surtout a de l'importance.

Les ponctions exploratrices ou évacuatrices doivent être rejetées et, comme le dit le professeur Heydenreich, on ne peut les admettre que comme moyen de diagnostic et, « en présence des accidents dont elles sont parfois l'origine, nous conseillons de n'y avoir recours que si l'on est prêt à entreprendre immédiatement après une opération plus radicale ».

On ne peut pas penser à faire dans les kystes osseux des injections de liquides tels que l'alcool, l'iode, permanganate de potasse, sublimé, susceptibles de tuer les échinocoques. Si l'on pouvait mettre la substance en contact avec toutes les vésicules, on pourrait user de cette thérapeutique, mais nous savons qu'ici la variété multiloculaire est la règle.

Dans sa thèse d'agrégation, Gangolphe formule ainsi le traitement des kystes osseux ; « Après avoir reconnu la nature hydatique d'une lésion osseuse au moyen de la ponction exploratrice, il faudra, séance tenante ou le plus tôt possible, ouvrir la cavité au moyen d'une incision et évacuer son contenu. On sera quelquefois obligé d'enlever une partie plus ou moins considérable de la paroi osseuse, afin de mettre à découvert le foyer pathologique. On procèdera ensuite au curage méthodique des parois, en se comportant comme s'il s'agissait d'une affection tuberculeuse de l'os.

» Il est important de faire une opération, ce qui, en l'espèce, est toujours œuvre difficile. Il ne faut pas s'attendre à trouver une tumeur énucléable ou une membrane facile à détacher. Celle-ci n'existe pas, quoi qu'on en ait dit. »

Bérard dit : « Il est essentiel de ne pas oublier des vésicules entières, quelque petit que soit leur volume, et, pour les découvrir et les extraire, le chirurgien doit explorer avec le plus grand soin la cavité dans tous les sens. Il arrive pourtant assez facilement qu'elles échappent à l'opération ou bien parce qu'elles sont adhérentes à la paroi intime des kystes, ou bien parce qu'elles sont profondément situées dans les loges ou dans les anfractuosités ; de là, une nouvelle cause de récidive. »

« Il faudra donc porter la curette dans tous les points suspects, abraser et ouvrir les aréoles spongieuses avoisinantes et ne se tenir pour satisfait que lorsqu'on aura permis un large écoulement aux liquides. » (Gangolphe)

Ainsi que le démontrent les observations de Keate, Langenbeck, Verdalle, la guérison fut difficile à obtenir.

Dans notre observation, M. le professeur Forgue circonscrivit l'orifice fistuleux par deux incisions elliptiques et enleva le fragment cutané ainsi formé. Ensuite, ablation large au ciseau de la table externe de l'os. Nettoyage à la curette. Pansement à la gaze à plat sans aucune réunion des lèvres de la plaie. La malade partit guérie.

CONCLUSIONS

1° Les kystes hydatiques osseux craniens sont d'une extrême rareté puisque, déduction faite de trois cas contestables, il n'en reste que deux cas indiscutables dans la science.

2° Leur diagnostic est très difficile et ne peut, le plus souvent, être fait qu'au moment de l'opération.

3° Ils offrent une réelle gravité à cause de leur marche progressive, qui peut aboutir à une issue fatale par lésion du cerveau ou des méninges.

4° Le seul traitement qu'on doive appliquer à cette affection, c'est d'opérer hâtivement et largement.

OBSERVATIONS

OBSERVATION PREMIÈRE

Guesnard. — *Journal hebdomadaire*, 1836, p. 27.

Au numéro 30, salle Saint-Paul, était couché Buixon Simon, âgé de 7 ans, né à Vaugirard.

Cet enfant, qui s'est toujours fait remarquer par le développement de son intelligence, sa gaieté, son aptitude au jeu, n'a jamais été malade précédemment ; sa nourriture était saine ; on l'avait habitué à boire un verre de vin chaque jour ; il vivait presque toute la journée dans une case, où son père, jardinier, conservait certaines plantes ; bien conformé, d'un bon embonpoint, sa taille est en rapport avec son âge.

Il y a sept mois environ, qu'un morceau de charbon incandescent lui sauta sur l'œil droit ; il en survint une ophtalmie, de la céphalalgie sus-orbitaire ; et l'enfant, dès ce moment, perdit la vue de ce côté. Cependant les accidents ne furent pas assez graves pour le retenir au lit ; et, au bout de quelques jours, il put se livrer à ses jeux avec autant d'activité qu'auparavant.

Le 1er janvier, sans cause connue, sans aucun symptôme précurseur, la paupière supérieure tomba sur le globe oculaire déjà affecté de cécité, mais la santé générale est toujours conservée.

Le 13 janvier seulement, l'enfant, qui la veille s'était couché bien portant, est pris de céphalalgie, de frissons et vomit, à 6 heures et demie du matin, après l'ingestion d'un peu d'eau de fleurs d'oranger : plus tard encore, un demi-verre de vin sucré rappelle les vomissements.

Le même jour, son père l'amène à l'hôpital. A notre première visite, il s'offrit dans l'état suivant : légèrement assoupi, s'irritant à la moindre contrariété, sa face est un peu colorée, la vue paraît éteinte, surtout du côté droit et le globe oculaire de ce côté est recouvert par la paupière supérieure, qui est paralysée ; il est en même temps plus saillant que celui du côté opposé. La pupille, très dilatée, est immobile ; l'œil n'est nullement sensible à l'impression de la lumière, ni même au contact d'un agent matériel, d'une plume par exemple, qui vient irriter la conjonctive.

Du côté gauche, l'œil est ouvert ; la pupille, plus dilatée que dans l'état normal, l'est moins cependant que du côté opposé, et se contracte légèrement ; mais la sensation de la lumière n'est pas perçue, tandis que la sensibilité tactile persiste, que les paupières se ferment dès qu'elles sont irritées par un corps étranger. Du reste, il n'y a pas de strabisme : les yeux paraissent se mouvoir de chaque côté dans leur orbite.

Les autres organes des sens sont conservés dans leur intégrité. L'enfant entend parfaitement, a la conscience des saveurs et des odeurs.

La sensibilité cutanée est partout dans son état normal. Le système locomoteur n'offre aucun phénomène morbide, si ce n'est que le malade s'agite assez souvent et grince quelquefois des dents.

L'intelligence est parfaitement conservée. Les réponses sont justes, mais faites avec impatience. Le malade accuse de la céphalalgie, sans préciser l'endroit douloureux.

Aucun trouble ne se remarque du côté des organes digestifs. La langue est humide. L'abdomen n'est nullement douloureux. Les vomissements n'ont pas reparu. Les évacuations alvines sont normales. La respiration est franche, régulière, de temps à autre suspirieuse. Le pouls est petit, à peine sensible et offre 114 pulsations par minute ; la chaleur cutanée n'est pas élevée.

Des sinapismes sont appliqués aux jambes du petit malade, qui les sent impatiemment ; et les 13 et 15 janvier, on lui administre, dans une potion, trois gouttes d'huile de croton, qui déterminent plusieurs selles liquides. Pendant ces trois jours, les mêmes symptômes se remarquent. La face se colore de temps à autre, il y a un peu d'agitation. La commissure des lèvres du côté droit s'élève légèrement ; cette élévation coïncide avec une élévation légère de tous les traits du même côté.

Le 16 janvier, le pouls est moins fréquent, plus sensible. Le malade paraît mieux et demande à manger. Il avale avec avidité du sucre et un biscuit qu'on lui donne. La respiration cesse d'être suspirieuse.

Le 18, l'enfant n'attirait presque plus notre attention que par l'expression de sa physionomie, la vivacité de ses paroles, et la médecine paraissait n'avoir plus rien à faire chez lui, si ce n'est à guérir son amaurose double et la légère hémiplégie qu'il présentait, lorsqu'il fut pris d'une scarlatine. L'éruption s'en fit d'une manière assez bénigne et se termina bien au bout de quatre jours, sans aucun accident.

Mais le 23 janvier, notre petit malade, qui n'avait pas

été vacciné, fut pris d'une variole et, en même temps, d'une dysenterie, attribuée à l'ingestion d'aliments qui furent portés par ses parents.

L'éruption variolique fut à peine précédée de symptômes d'invasion : elle se montra irrégulière dans son apparition, sa marche, son développement. D'abord, on vit quelques boutons sur les parois de l'abdomen ; au bout de deux jours, il y en eut quelques-uns sur la face ; ils se montrèrent toujours d'une teinte pâle, cuivrée, aplatis, sans gonflement des parties sur lesquelles ils se développaient. Dès lors, plus d'appétit, soif extrême ; la langue, couverte de mucosités, de pustules, se dessèche; les selles, fréquentes, douloureuses, deviennent sanguinolentes.

Depuis quelques jours aussi, l'œil droit fait plus de saillie qu'auparavant ; son injection est plus prononcée ; des mucosités sécrétées en abondance agglutinent les paupières. La cornée, moins transparente, se couvre d'un enduit muqueux.

Enfin, au milieu de ces graves symptômes, qui se succèdent avec rapidité, le pouls augmente de fréquence, devient petit, insensible, la prostration s'accroît ; l'enfant sent à peine des vésicatoires qu'on lui met aux jambes et meurt, le 1er février, après une courte agonie.

Autopsie cadavérique, faite vingt-six heures après la mort.

Il n'y avait pas de raideur dans les membres.

Le crâne parut être d'une conformation normale et n'offrit rien de notable sous le rapport de son volume. Après en avoir scié la voûte, je voulus la détacher et fus fort étonné de voir, dans cette opération, s'échapper un jet de liquide de son intérieur.

Voici ce que nous permit de constater l'ablation de la

voûte osseuse. Il existait du côté droit un kyste, placé
entre la dure-mère et les parois latérales du crâne (c'est-
à-dire le temporal et le pariétal).

Ce kyste, contenu dans une vaste excavation creusée
aux dépens de la substance cérébrale, s'étendait ainsi
jusqu'à la base du cerveau, qui se trouvait, de cette manière, refoulé fortement en haut, dans son hémisphère
droit : c'est sa déchirure qui avait donné lieu à l'écoulement du liquide précité.

Cette tumeur, dont le volume peut être comparé à deux
fois celui d'un œuf de poule, occupait toute la fosse cérébrale moyenne, traversait en avant, par une extrémité
aplatie, comme étranglée, la fente sphénoïdale, et là se
prolongeait d'un travers de doigt dans la cavité orbitaire;
en dedans, elle soulevait l'extrémité antérieure de la tente
du cervelet, pour pénétrer dans un enfoncement creusé
au-dessous de la fosse pituitaire, dans le corps même du
sphénoïde.

Ce kyste se trouvait accolé à une vésicule de même nature, de la grosseur d'une noix, placé dans le foyer pituitaire, entre la portion osseuse du corps sphénoïdal et la
dure-mère, qui l'environnait de tous côtés. Du côté gauche, elle avait fortement écarté les sinus caverneux; du
côté droit, les sinus, déjà soulevés par la première tumeur, ne lui offraient plus de limites et lui permettaient
d'être en contact avec celle-ci.

Outre ce deuxième kyste, il en existait d'autres, du volume d'une lentille, placés dans de petites excavations
osseuses qu'offrait le corps du sphénoïde; d'autres, miliaires, existaient plus profondément et furent prises avec
des pinces; elles étaient contenues dans les aréoles du
tissu osseux : j'en trouvai une vingtaine.

Je crois devoir maintenant décrire la nature de ces tumeurs et le genre d'altérations qu'elles avaient fait éprouver aux parties environnantes.

Ces kystes sphénoïdaux sont remplis d'un liquide qui, par l'incision de la poche, s'écoule en jets, comme si la membrane qui le renferme revenait sur elle-même en vertu de son élasticité. Transparent au moment de l'autopsie, ce liquide devint, au bout de quelques jours, nébuleux : les nuages sont dus à une séparation d'une partie des membranes.

La poche vésiculaire présente une surface lisse, uniforme, nullement adhérente ; la membrane qui la forme, lorsqu'elle est pleine de ce liquide, paraît mince, transparente ; mais dès que ce liquide s'écoule, elle revient sur elle-même, et, triplant presque d'épaisseur, devient demi-opaque, opaline ; c'est tout à fait l'apparence de blanc d'œuf coagulé, ou encore de fausses membranes récentes. Elle est composée de plusieurs feuillets, dont l'interne, plus mince, plus transparent, semble mieux organisé ; les autres paraissent être des lames de tissu cellulaire bien moins condensé.

La dure-mère, détachée des os par les tumeurs, offre, dans quelques endroits, des plaques opaques, comme osseuses dans d'autres points ; elle est amincie, légèrement éraillée.

La substance centrale n'est ramollie dans aucun point : sa consistance, sa couleur sont normales ; l'hémisphère droit est remarquable par la compression qu'il a éprouvée ; fortement excavé à sa base et sur les côtés de son lobe moyen. Ses circonvolutions ont en partie disparu, et ses anfractuosités sont bien moins étendues. Le plancher du ventricule latéral droit s'élève un pouce plus haut que celui du côté opposé et touche au plafond du même ventricule. La couche optique et le corps strié sont légèrement aplatis. Du reste, aucun liquide n'existe dans les cavités du cerveau. Les nerfs optiques sont à l'état normal jusqu'à leur chiasma ; mais là, ils commencent à être soulevés par la tumeur jusqu'à leur entrée dans le trou optique, où ils sont, pour ainsi dire, étranglés par la limite supérieure de ce trou. Celui du côté droit offre, en outre, des points aplatis, d'autres rétrécis, et, à son entrée dans la sclérotique, il a moins de volume que celui du côté opposé. D'ailleurs, les nerfs ne paraissent pas autrement altérés dans leur texture. Les filets nerveux, qui rampent dans la paroi externe du sinus caverneux, ont subi tous une distension et une compression remarquables. Mais cet effet est marqué surtout pour la branche ophtalmique de la cinquième paire, qui se trouve d'autant plus tiraillée que la tumeur soulève la dure-mère, à partir même de son point de séparation du ganglion de Gasser, qui se trouve accolé à la base du crâne.

L'altération la plus remarquable est celle des os, assez semblable à celle que leur font éprouver les tumeurs anévrysmatiques. Ils sont rugueux, offrent des saillies entrecoupées d'enfoncements. Toute la fosse cérébrale moyenne, le corps du sphénoïde et son apophyse d'Ingrassias ne sont plus recouverts par la dure-mère et ont perdu, dans certains points, leur lame interne, dans d'autres sont réduits à leur lame externe ; enfin, çà et là, le temporal paraît réduit à une sorte de feuillet transparent, crépitant comme le parchemin. C'est une altération analogue à celle qu'éprouvent les os du crâne, lorsqu'ils sont en contact avec un fongus de la dure-mère. Le trou maxillaire supérieur est rugueux, présente trois fois son volume ordinaire.

La voûte orbitaire est beaucoup plus saillante du côté droit que du côté gauche.

Les globes oculaires offrent un volume normal. L'œil gauche est dans un médiocre degré de dilatation, sa cornée est transparente, mais celui du côté droit est fortement dilaté ; sa cornée est opaque, comme flétrie, la conjonctive y est fortement injectée.

Le foie, sain d'ailleurs, présente dans son centre une tumeur vésiculaire, semblable à celle que nous avions vue dans la cavité crânienne : elle est du volume d'une noix.

La muqueuse intestinale offre, à partir du cœcum jusqu'à l'anus, une rougeur remarquable, coïncidant avec un état comme fongueux de cette membrane, qui est en outre très ramollie.

OBSERVATION II

R. Keate. — Traité des entozoaires et des maladies vermineuses de l'homme et des animaux domestiques (Davaine). *Medec. chirurg. Transact.*, t. X, § II.

Fille âgée de 18 ans ; tumeur sur le frontal, principalement au-dessus de l'orbite du côté gauche, de nature osseuse, grosse comme les trois quarts d'une orange, datant de six ans, ayant fait de rapides progrès depuis trois ans ; depuis lors, douleurs de tête violentes, vertiges, tintements d'oreille, maux de cœur.

Le 3 avril, elle fut opérée pour la première fois : on mit à nu la tumeur tout entière par une incision cruciale et l'on commença à scier la partie de l'os au niveau de la surface du frontal. On était parvenu au tiers de cette opération lorsqu'on crut remarquer une forte pulsation dans la tumeur ; on laissa alors la scie et l'on emporta, au moyen d'un élévatoire, un fragment de la tumeur osseuse.

On découvrit alors une vessie, à parois minces, qui se déchira et laissa écouler un liquide incolore. La cavité osseuse ainsi vidée présentait de toutes parts une surface raboteuse, dont le fond descendait évidemment au dessous du niveau naturel de la table interne du frontal ; la faiblesse de la malade mit dans la nécessité d'interrompre l'opération. On espéra que les restes des parois de la caverne pourraient être détruits avec le caustique. Des accidents inflammatoires assez graves suivirent l'opération, mais cédèrent à un traitement approprié ; on cautérisa l'os avec de la potasse pure pour en hâter l'exfoliation. Des granulations se développèrent rapidement dans la cavité de la tumeur ; la malade sortit de l'hôpital au mois de juillet ; mais le traitement fut continué dehors. La plaie fut guérie au mois de septembre ; au mois de janvier 1817, il se développa au même endroit une nouvelle tumeur, qui eut bientôt atteint le volume de la première ; elle se déchira, il en sortit un fluide terne, ses parois s'affaissèrent et elle guérit de nouveau. Les mêmes alternatives se produisirent à plusieurs reprises.

Au mois de février, elle fut de nouveau plus volumineuse et plus élevée qu'elle n'avait jamais été ; des symptômes généraux se développèrent et la malade rentra à l'hôpital.

Robert Keate appliqua le caustique sur la tumeur, il sortit une hydatide de la cavité ainsi ouverte. Ayant mis complètement à découvert cette cavité par l'emploi répété de la potasse, on découvrit une quantité d'hydatides que l'on essaya vainement de détruire par les caustiques de toute espèce, et on dut se déterminer, au mois de décembre, à pratiquer la première opération que l'on avait tentée.

La tumeur fut mise complètement à nu et sciée au niveau de la surface du frontal, ce qui mit à découvert le fond de cette cavité, qui n'avait pas moins de six pouces et demi de profondeur : cinq à six hydatides s'y trouvaient logées ; on les enleva avec soin et la table interne du crâne fut mise entièrement à nu. On pansa avec de la charpie imbibée de sulfate de cuivre ; la guérison marcha lentement et ne fut complète qu'au bout de quelques mois.

OBSERVATION III

Langenbeck. — Traité des entozoaires, Davaine, 1877, p. 584.
Neue bibliothek f. die chir. und Opht. T. II, pp. 365-372.

Une fille âgée de 17 ans, étant tombée à l'eau en 1802, parut avoir quelques jours après une rougeole irrégulière et reçut, dans le courant de la même année, un coup violent dans la région frontale droite. Peu de temps après, apparut vers la région du sinus frontal du côté droit, une tuméfaction indolore, qui s'étendit vers la région temporale. L'œil fut poussé en bas et en dehors, et peu à peu la vue se perdit.

En 1818, la tumeur avait un volume considérable. En dehors, elle s'étendait jusqu'à la suture coronale ; le rebord orbitaire du frontal, le globe de l'œil et l'orbite étaient repoussés en bas. L'œil était recouvert naturellement par les paupières et n'était point expulsé de l'orbite, de sorte qu'il n'y avait point, à proprement parler, d'exophtalmie : l'orbite et le globe de l'œil étaient simultanément repoussés en bas et en dehors, de sorte que l'œil était presque au niveau de la pointe du nez.

L'ouverture des paupières était semi-lunaire ; le globe

de l'œil pouvait à peine être un peu dirigé vers le nez ; il était du reste dans un état naturel, point atrophié, mais complètement amaurotique. Quoique la tumeur fût en général résistante, en plusieurs points de la région temporale et au-dessus de l'œil, elle cédait sous la pression du doigt ; mais elle revenait sur elle-même dès que la pression venait à cesser, comme ferait le couvercle d'une boîte de fer-blanc. La tumeur était complètement indolore, mais si on la pressait fortement au-dessus du nez, le malade y éprouvait de la douleur. On jugeait que cette tumeur ne s'étendait pas vers le cerveau par l'absence de tout symptôme de dérangement des fonctions de cet organe ; il n'y avait ni douleurs de tête, ni vomissements, ni vertiges, ni insensibilité, ni état soporeux ; la malade jouissait, du reste, d'une santé parfaite.

Langenbeck pratiqua l'opération le 8 décembre 1818. Les téguments furent divisés sur la tumeur par une incision cruciale, la table externe du frontal fut ouverte au moyen d'un trépan perforatif. On introduisit une pince par cette ouverture, et on l'agrandit en brisant quelques fragments de la table externe, ce qui se fit sans difficulté ; à l'ouverture du sinus, il s'en écoula une humeur lymphatique, claire et visqueuse, et l'on vit une vessie, à parois brillantes, qui remplissait tout le sinus, et d'où s'écoulait une humeur lymphatique, car elle avait été déchirée lors de l'ouverture de la cavité osseuse : l'hydatide fut saisie avec une pince et arrachée par lambeaux.

La cavité avait trois pouces de diamètre dans un sens et trois pouces et demi dans un autre sens ; le kyste était partagé en un grand nombre de cellules, pleines d'un liquide jaunâtre, et ses parois étaient épaisses et presque cartilagineuses. On pratiqua des injections détersives, puis des injections de sublimé qu'on dut abandonner à cause de l'invasion de la salivation. La tumeur diminua de volume, mais ne fut pas guérie. Un an après environ, la tumeur était encore dans le même état et l'écoulement de pus encore aussi considérable.

Pour diminuer cette sécrétion, Langenbeck passa deux sétons à travers la tumeur ; l'effet en fut remarquable ; la sécrétion purulente diminua bientôt ainsi que le volume de la tumeur.

OBSERVATION IV

(Verdalle. — *Bordeaux médical*, page 226, 1872).

Au lit n° 32 de la salle 18 est couché un jeune homme de 22 ans, nommé Jean Laghey ; il est arrivé le 12 janvier 1870 ; sa profession, son état social, veux-je dire, consiste à garder les troupeaux à Biscarosse, au fond du Marausin : il est pastour. Fortement constitué, il paraît jouir d'une robuste santé ; mais l'expression de sa physionomie dénote une intelligence très obtuse ; ce que, du reste, le seul énoncé de ses occupations habituelles devait nous faire largement présumer, et la façon dont il répond aux questions qu'on lui adresse est loin de donner un démenti au jugement que le seul aspect de sa physionomie nous fait porter.

C'est à grand'peine que nous pouvons tirer de lui d'autres réponses que de stériles monosyllabes. De vagues renseignements, des explications incohérentes et qui souvent se contredisent, c'est tout ce que nous obtenons, malgré le zèle et la bonne volonté d'un de ses parents qui l'accompagne.

Voici cependant ce que, grâce à de considérables efforts, nous sommes parvenu à savoir de son histoire :

A l'âge de quinze ans environ, Laghey reçut un coup de bâton sur le côté droit du front. La contusion était violente ; survint du gonflement, une douleur très vive, puis une carie du frontal se déclara, qui amena un abcès. Le pus se fit jour à l'extérieur. Une fistule s'établit, qui existe encore. Peu de temps après, de très fortes douleurs se manifestèrent dans tout le côté droit de la tête et, en particulier, dans l'orbite. L'œil, projeté d'abord en avant, se flétrit bientôt et finit par se perdre.

Depuis trois ans environ, les choses en sont là. Mais, dans ces derniers temps, les douleurs étaient devenues plus vives, la suppuration plus abondante. Laghey prit enfin le parti de venir demander aux secours de la chirurgie une guérison que la nature tardait trop à lui accorder.

Le 13 janvier, à la visite du matin, le malade est examiné par le docteur Denucé.

Voici ce que nous observons avec lui :

Au côté externe de la bosse frontale droite, à deux centimètres environ du rebord orbitaire, la peau présente un petit renflement de forme conique ; au sommet de la tumeur, s'ouvre l'orifice d'une fistule ; deux bourgeons charnus, d'un rouge vif, sortes de végétations pédiculées, occupent le centre de l'orifice, empiétant un peu sur ses bords. La peau, tout autour, a conservé sa coloration normale. Du pus s'échappe par l'ouverture en petite quantité, crémeux, jaune, avec toute apparence de bonne nature.

La tumeur est molle ; il est facile de la déprimer ; on n'y sent aucune augmentation de chaleur ; la pression détermine l'issue d'une certaine quantité de pus.

Le doigt, appliqué sur la tumeur, sent d'une façon manifeste une fluctuation profonde ; mais une autre sen-

sation s'y produit, plus importante et tout aussi nette :
la tumeur est animée de battements parfaitement isochrones avec les pulsations des artères. Le doigt est
légèrement soulevé à chaque pulsation ; mais ces battements, étudiés avec soin, ne semblent pas produits par
une expansion des parois mêmes de la tumeur; ils lui
sont communiqués, selon toute apparence, par une
influence de voisinage.

En outre de ces sensations que je viens de décrire, le
doigt perçoit encore une série de mouvements qui paraissent aussi communiqués de loin à la tumeur. Ce sont
comme des ondulations, un va-et-vient régulier qui correspond par son rythme à celui des mouvements de la
respiration. Plus marqués dans les fortes inspirations,
dans les cris, dans les efforts, ces mouvements sont
cependant toujours perceptibles d'une façon régulière et
continue.

Si le doigt circonscrit la tumeur et cherche à reconnaître ses rapports avec l'os, il sent, à peu près au point où
correspond l'orifice de la fistule, un enfoncement circulaire creusé dans l'épaisseur du frontal. Les bords en
sont arrondis, réguliers, comme taillés à l'emporte-pièce;
sa circonférence est à peu près celle d'une pièce de cin-
quante centimes.

La pression sur la tumeur est douloureuse. Elle arrache
des cris au malade.

L'œil est projeté en avant, les paupières œdématiées ;
mais quoique le gonflement les empêche de se rejoindre
exactement sur le globe oculaire, elles exécutent néan-
moins leurs mouvements comme à l'état normal.

L'œil lui-même est le siège d'un énorme chémosys ;
enveloppé dans les bourrelets de la conjonctive, la cornée

apparaît à peine ; elle est opaque, le globe oculaire semble aplati, ridé. La vue est complètement perdue.

Le doigt placé sur le globe oculaire perçoit vaguement une fluctuation profonde ; mais ni les battements, ni les mouvements ondulatoires que j'ai décrits plus haut, ne se manifestent en ce point.

Telles sont les lésions extérieures ; une exploration profonde paraît nécessaire. M. Denucé introduit dans la fistule un stylet de trousse ; il pénètre à travers l'ouverture du frontal, enfonce encore son stylet, et, ne rencontrant qu'une sorte de résistance vague et obscure, après avoir vu disparaître plus de la moitié de l'instrument, se sentant dans une sorte de cavité à parois mollasses et fongueuses, il s'arrête effrayé et borne là son exploration. Le stylet jouait, en effet, dans tous les sens ; aux cris poussés par le malade, des mouvements brusques, comme des soubresauts, animaient l'instrument. En ce point, ces sensations trompeuses étaient trop effrayantes pour que l'exploration fût poussée plus loin. L'examen s'arrêta là.

Le stylet est retiré : il est souillé de pus, avec quelques stries de sang.

A quelle affection avons-nous affaire ? Le diagnostic le plus probable est celui-ci : carie du frontal survenue à la suite d'une violence extérieure ; décollement de la dure-mère par le pus d'un abcès qui, occupant une cavité assez vaste dans l'intérieur du crâne, s'est ouvert une communication avec l'orbite.

Dans le doute, une indication se pose formelle : évacuer le pus, lui ouvrir une issue plus large.

Le malade est averti de la gravité de son cas ; on ne peut abandonner à elle-même la marche du mal ; il faut lui faire une petite opération. Mais lui tenir ce langage, c'est s'exposer à des mécomptes. Il résiste et refuse l'opération, avec tout l'entêtement que comporte la nature du pâtre landais. Plutôt mourir, dit-il, mais mourir à Biscarosse.

Il faut trois jours pour le décider à se laisser faire.

Le 15 janvier, M. Denucé introduit une sonde cannelée dans l'orifice de la fistule et incise la peau dans une longueur de deux ou trois centimètres de chaque côté.

L'incision laisse d'abord écouler du sang et du pus en assez grande quantité ; puis, se présente entre les lèvres de le plaie une masse blanchâtre, à contours arrondis, réguliers, de forme globuleuse ; des mouvements très distincts l'animent, qui coïncident avec les pulsations artérielles. Aux cris que pousse le malade, aux efforts qu'il fait, correspond aussi une série de mouvements qui la poussent au dehors ou la font rentrer.

M. Denucé reconnaît, en palpant cette sorte de tumeur, que ces mouvements n'ont rien qui lui soit propre, mais lui sont évidemment communiqués par le cerveau auquel elle est contiguë en arrière. Il sent une résistance et une ondulation caractéristiques, aussi n'hésite-t-il pas : d'une pince il saisit la tumeur, l'attire au dehors par des mouvements de bascule, la tumeur glisse, arrive peu à peu, se dégage intacte, et nous reconnaissons une hydatide de belle taille. Sa forme, l'aspect du liquide qu'elle contient, ne peut nous laisser de doutes sur sa nature, et, du reste, s'il en était resté quelques-uns, l'examen au microscope, fait le lendemain par le docteur Demons, les aurait entièrement levés.

En même temps que la poche hydatique, la plaie livre passage à un flot abondant de pus ; le malade pousse des cris, mais rien ne fait présumer que le cerveau lui-même prenne part en rien à l'action ; aucun désordre ne se manifeste, ni dans les membres, ni dans les appareils des sens.

La pression exercée sur le globe oculaire fait sortir de la plaie du pus d'abord, puis des petites hydatides au nombre de six à huit, toutes intactes, d'une grosseur qui varie entre le volume d'un gros pois à celui d'une noisette.

Cette sorte d'accouchement arrache des cris au malade, qui bientôt se calme et accuse un grand soulagement.

L'œil rentre dans l'orbite : l'exophtalmie disparaît. Il ne s'écoule plus par la plaie que quelques gouttes de pus. Une hémorragie peu importante se déclare et oblige à lier une branche de la frontale, que l'incision a sectionnée.

Cela fait, un stylet est introduit dans l'ouverture du frontal, explorant la paroi crânienne, et rencontre l'orifice qui fait communiquer l'orbite avec la cavité crânienne. M. Denucé retire son stylet, le recourbe et l'introduit de nouveau, le conduit dans l'orbite, puis, le faisant basculer, soulève avec l'extrémité de l'instrument la partie moyenne de la paupière supérieure ; une incision est faite en ce point ; une mèche à séton attachée à l'extrémité du stylet ; alors, retirant son instrument, M. Denucé, entraîne la mèche, qu'il laisse dans la plaie et dont il fixe les deux bouts réunis sur la partie droite du front.

La contre-ouverture pratiquée à la paupière ne donne issue à aucun liquide, tandis que l'orifice de la fistule laisse encore écouler du pus, surtout quand on presse sur le globe oculaire.

Pansement à la charpie, soutenu par un bandage unilatéral de la tête.

Le malade est fatigué, mais son état général est excellent.

16 janvier. — Le malade a dormi, il ne souffre pas ; on examine sa plaie. L'ouverture supérieure a donné issue à une grande quantité de pus ; mais la contre-ouverture faite à la paupière supérieure n'en a pas laissé passer une goutte.

La pression exercée sur l'œil fait sortir par la fistule beaucoup de pus et des débris d'hydatides.

17 janvier. — Voyant que la contre-ouverture pratiquée à la paupière ne produit aucun résultat, M. Denucé se décide à en faire une seconde à la paupière inférieure. Une sonde d'homme est introduite par l'ouverture du frontal jusque dans l'orbite ; le bout en est dirigé de manière qu'il vienne faire saillie à la partie la plus basse de la cavité ; une incision est pratiquée en ce point. Il sort du sang en assez grande quantité, mais pas de pus. Ce-. pendant, en pressant fortement sur le globe oculaire, tout en ayant soin de tenir fermé l'orifice de la fistule, on parvient à faire sortir par la nouvelle contre-ouverture quelques gouttes de pus. Une mèche à séton est passée au travers de l'orbite de la même manière que ci-dessus, et la plaie est pansée comme à l'ordinaire.

Le soir, vers 3 heures, une hémorragie assez abondante a lieu par l'orifice inférieur. Une première fois arrêtée par une compression énergique, elle se renouvelle bientôt dans la soirée et m'oblige à pratiquer un tamponnement avec de la charpie imbibée de perchlorure de fer. Elle diminue beaucoup, mais ne s'arrête définitivement que le lendemain matin.

19 janvier. — L'état du malade est satisfaisant. La pression sur le globe oculaire fait sortir par l'orifice pus et quelques caillots de sang. L'ouverture inférieure ne laisse rien passer.

Le lendemain, 20 janvier, l'état général et local est à peu près le même.

Pendant environ quinze jours depuis cette époque, les choses ont toujours été en s'amendant. La quantité de pus a diminué de jour en jour. L'ouverture inférieure, chose bizarre, est demeurée rebelle au passage de tout liquide ; peu à peu, elle s'est même complètement fermée.

Le malade continuait à aller de mieux en mieux ; il ne souffrait plus, mangeait et dormait bien. Effrayé peut-être par l'idée de nouvelles tortures, rien ne put le décider à rester plus longtemps parmi nous. Il s'en alla, il nous échappa, qu'on me permette cette expression, dans les premiers jours de février.

Dans ces derniers temps, désirant savoir ce qu'il était advenu de notre ingrat fugitif, j'écrivis à M. le docteur Gazaillan, de Biscarosse.

Voici ce qu'il me répondit :

« J'ai vu ce matin Laghey, qui se porte à merveille. Les plaies qu'il présentait en sortant de l'hôpital ont parfaitement cicatrisé.

» Une dépression du frontal droit, au lieu où le sinus a été ouvert, et la perte de l'œil du même côté sont les seules traces apparentes de son ancienne maladie.

» Le globe de l'œil n'est pas entièrement vide et remplit encore la plus grande partie de l'orbite ; aucune déformation des os de la face ; rien du côté du cerveau.

» Laghey travaille comme s'il n'avait jamais eu de mal, et travaille beaucoup. »

Observation V

(Montpellier Médical, 1902. — Docteur Abadie).

Mme R..., âgée de 27 ans, se plaint d'un écoulement continu de pus abondant par un orifice fistuleux situé en arrière de l'oreille gauche. Il y a 4 ans, en ce point, une petite tumeur s'est développée lentement, progressivement, sans douleur aucune, sans altération de la peau. Un an après, on ouvre d'un coup de bistouri ; il en sort du liquide clair. Après cicatrisation, la tumeur se reforme lentement et atteint le volume d'un œuf de pigeon. Nouveau coup de bistouri : sang, pus, débris blancs. Depuis, le pus continue à couler assez abondamment. Nous trouvons, en effet, à deux travers de doigt en arrière du sillon auriculaire postérieur, au-dessus et en arrière de la mastoïde, un orifice fistuleux, bordé de quelques fongosités en clapet, d'où s'écoule du pus en quantité abondante. Cet orifice est au sommet d'une tuméfaction mal limitée, résistante à la palpation : cette palpation est douloureuse, mais peu.

Que diagnostiquer ? Kyste sébacé secondairement infecté ? Kyste dermoïde ?

L'exploration au stylet amène sur de l'os nécrosé et le stylet pénètre de 3 centimètres, perpendiculairement aux téguments. S'agit-il d'une ostéite probablement bacillaire? d'un kyste dermoïde intra-crânien ?

Opération le 22 novembre. Anesthésie à l'éther. M. le professeur Forgue circonscrit l'orifice fistuleux par deux incisions elliptiques et enlève le fragment cutané ainsi déterminé, auquel des fongosités adhèrent à la face profonde.

Au ciseau, ablation large de la table externe de l'os, en grande partie détruite par des fongosités, et très friable. Quelques coups de curette achèvent le nettoyage et amènent d'emblée sur la dure-mère ; il y a perforation de la lame interne et la paroi du sinus latéral est visible dans l'angle antérieur de cette perforation. A ce moment on ramène sur la curette une petite vésicule blanche, du volume d'un pois chiche, mais vide.

Pansement à la gaze à plat, sans aucune réunion des lèvres de la plaie.

L'aspect typique de la vésicule ainsi découverte fit penser aussitôt au kyste hydatique osseux.

La malade, interrogée à nouveau, donne alors des renseignements plus précis. La première fois qu'on a incisé la tumeur, il est sorti un *liquide clair*, limpide, en même temps qu'une *poche blanchâtre*, couleur d'œuf cuit, de la grosseur d'une amande, à moitié pleine de liquide transparent, s'est détachée par l'ouverture pratiquée. La deuxième incision, deux ans plus tard, a donné issue à du pus mélangé de sang et à de *petites poches vésiculaires*, sphériques, blanchâtres, pleines de liquide, au nombre d'une vingtaine.

Ces commémoratifs confirmaient bien l'hypothèse de kystes hydatiques osseux ; la certitude a été donnée par l'examen histologique de la poche retirée pendant l'opération. Il s'agit bien d'un *kyste hydatique de la portion mastoïdienne du temporal*.

BIBLIOGRAPHIE

Abadie. — Montpellier médical, 1902.

A. Bérard. — Hydatides des os. Journal de médecine, t. III, 1857.

Blanchard. — Traité de zoologie médicale, 1886,

Chauffard et Widal. — Société médicale des hôpitaux, 1894. Pathogénie de la suppuration des kystes hydatiques.

Cruveilhier. — Anatomie pathologique générale, t. III.

Cullerier. — Journal de médecine et chirurgie de Corvisart, t. XII.

Danlos. — Thèse Paris, 1879. De l'influence du traumatisme comme cause de kyste hydatique.

Davaine. — Traité des entozoaires et des maladies vermineuses, 1877.

Dezeimeris. — Expérience, 1838, t. I.

Dupuytren. — Leçons orales de clinique chirurgicale, Paris, 1839.

Dujardin-Beaumetz. — Bull. général de thérapeutique, Paris, 1892.

Escarraguel. — Thèse de Montpellier, 1838. Des hydatides osseux.

Gangolphe. — Kystes hydat. des os. Th. agrég. Paris, 1886-1887.

Guesnard. — Journal hebdomadaire du progrès des sciences médicales. 1836, t. I.

Godefroy. — Contribution à l'étude des kystes des os. Th. Paris, 1882.

Heydenreich. — Dictionnaire encyclop. des sciences médicales 2ᵉ série, t. XVIII, art. Os.

Heinecke. — Deutsche chir. von Bilroth und Lucke. 1882.

Keate. — Medic. chirurg. transactions, t. X.

Klencke. — Gazette médicale. Paris, 1843, t. II.

Laennec. — Mémoire sur les vers vésiculaires. 1804.

Langenbeck. — Neue bibliotheck f. die chirurg. und ophtalm. T. II.

Odille. — Des kystes hydatiques de la base du crâne. Th. Paris, 1883-1884.

Porsche. — De cystis ossium. Jena, 1853.

A. Poncet. — Tumeurs des os. Encyclop. intern. de chirurgie, t. II.

Verdalle. — Bordeaux médical, 1872.

Verneuil. — Mode de traitement des kystes hydatiques. Journal de médecine et de chirurgie pratique de Paris, 1885.

Virchow. — Archiv. f. pathol. anat., 1879-1880.

Vidal. — Considérations sur les kystes des os. Th. Paris, 1877.

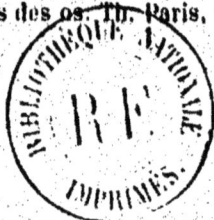

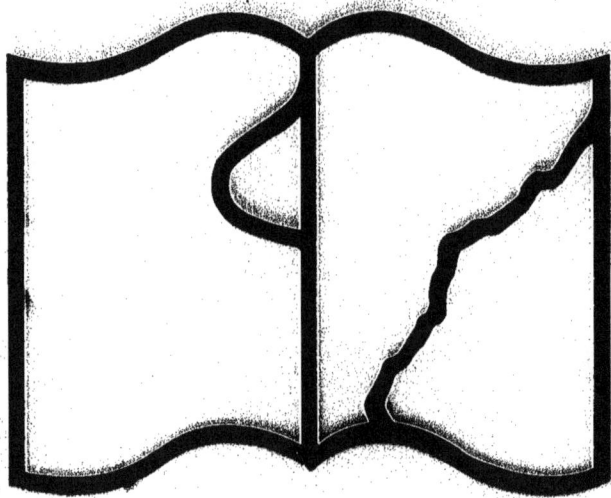

Texte détérioré — reliure défectueuse

NF Z 43-120-11

www.ingramcontent.com/pod-product-compliance
Lightning Source LLC
Chambersburg PA
CBHW050525210326
41520CB00012B/2438